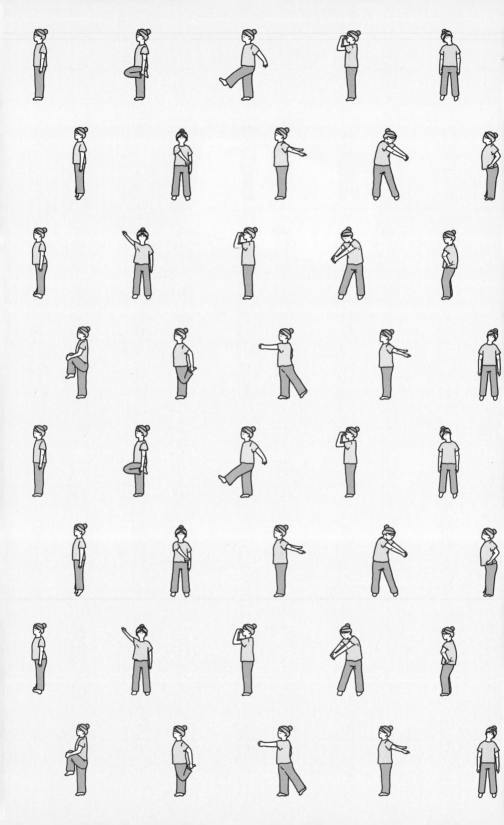

하루 1분 초간단 스트레칭

근육은 **탄탄**하게, 몸은 **유연**하게, 일상은 **활기차게!**

하루1분
초간단
스트레칭

사와키 가즈타카 지음 | 최말숙 옮김

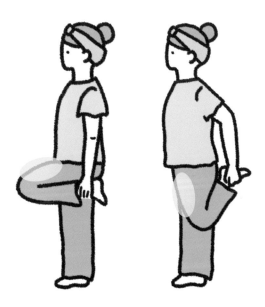

카시오페아
Cassiopeia

'저질 체력', '뻣뻣한 몸'을
'막강 체력', '유연한 몸'으로 만드는
최고의 스트레칭!

"의사가 운동하라는데 어떤 운동부터 해야 할지 모르겠어요."
"운동이 몸에 좋은 건 알겠는데 꾸준히 하기가 힘들어요."

많은 사람이 이런 고민을 한다. 아마 이 책을 집은 여러분도 이러한 고민 때문에 펼쳤으리라 생각한다.

재활 치료가 필요한 사람부터 전문 운동선수에 이르기까지 29년간 트레이너로서 이들을 지도해오면서 느낀 점이 하나 있다. 바로 건강에 대한 사람들의 관심은 높은 데 반해, 운동에 대해 올바른 지식을 가지고 있는 사람은 적다는 것이다.

이 책은 '운동은 어렵고 힘들다'고 생각하는 일명 '운동 부족인 사람들'을 위해 쓴 책이다. 운동 부족으로 몸이 약해지면 몸을 바르게 움직일 수 없고, 어깨 결림, 요통, 무릎 통증 등 몸에서 여러 증상이 나타날 수 있다. 이 책에서 소개하는 스트레칭은 동적 스트레칭을 변형시킨 것으로 누구나 쉽게 따라 할 수 있다. 팔다리를 앞뒤로 움직이면서 실시하기 때문에 혈액 순환에도 도움이 될 뿐더러 근력과 유연성도 증대시켜준다.

무엇보다 이 책에 담긴 동적 스트레칭은 '기능해부학'에 바탕을 둔 것이기 때문에 보다 효율적으로 몸을 단련시킬 수 있다. 기능해부학이란 근육과 관절의 특징 및 기능을 이해함으로써 몸의 움직임과 어떻게 연동되는지를 과학적으로 탐구하는 학문이다.

다시 말해 의학적 근거를 토대로 신체 구조에 맞게 구성된 스트레칭법이며, 안전하면서도 효과적인 '최고의 운동'이다. 다수의 전문의들도 이를 인정했다. 이 책에서 소개하는 스트레칭을 실천한다면 근력과 유연성, 이 두 마리 토끼를 함께 잡을 수 있을 것이다.

그밖에도 이 스트레칭은 다음과 같은 분들에게도 많은 도움이 된다.

- ☑ 몸이 쉽게 피로해진다.
- ☑ 어깨 결림, 허리 통증 등 신체 부위에 통증을 자주 느낀다.
- ☑ 부상을 예방하고 싶다.
- ☑ 몸을 효율적으로 움직일 수 있는 방법을 배우고 싶다.

이 책을 통해 여러분의 고민이 해결되고 건강한 몸을 만들 수 있다면 더할 나위 없이 기쁘겠다. 그럼 지금부터 약해진 몸을 되살리는 스트레칭을 시작해보자!

이 책의 활용법

스트레칭의 효과를 한 줄의 타이틀로!
다음 스트레칭을 따라 하면 어떤 효과가 있는지 바로 알 수 있도록 한 줄로 간단히 표현했다. 자신의 몸이나 증상에 맞는 스트레칭을 골라 따라 해보는 것도 좋은 방법이 될 것이다.

스트레칭 강도를 레벨로 한눈에 보기!
전체적으로 운동 강도가 낮아 누구나 따라 할 수 있다. 그래도 부담을 느끼는 사람은 레벨이 낮은 스트레칭부터 차근차근 실천해보자.

내 몸에서 활성화되는 근육 알기!
스트레칭을 통해 신체 부위에서 어떤 근육이 자극받고 활성화되는지, 어떤 효과를 얻을 수 있는지 알 수 있다.

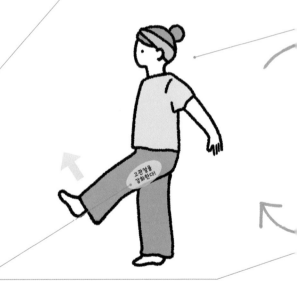

신체 부위별 스트레칭 01. 다리 흔들기

걸음걸이가 가벼워진다!

레벨 ★★★☆☆   목표 좌우 10회 × 2세트

고관절을 강화한다!

1 한쪽 다리를 앞으로 내민다. 한쪽 손은 뒤로 뻗고, 반대쪽 손은 허리에 댄다.

36

스트레칭, 이렇게 해보자!

① 무리하게 하지 말기
② 스트레칭 횟수 구애받지 않기
③ 아침이든 낮이든 아무 때나 하고 싶을 때 하기
④ 좌우 균형 있게 움직여주기
⑤ 호흡은 천천히, 편안하게 하기

스트레칭 포인트

얼굴은 정면을 바라보고 똑바로 선다. 이때 허리가 뒤로 젖혀지지 않도록 주의한다. 균형이 잡히지 않을 때는 옆으로 서서 한쪽 손을 허리가 아닌 벽에 대고 몸을 지탱한다.

스트레칭 포인트 수록!
몸을 움직일 때 신경 써야 할 점을 알기 쉽게 정리했다.

동작은 2단계뿐!
두 동작만으로도 효과 만점인 스트레칭만을 엄선해 담았다.

약해진 근육을 튼튼하게! | 신체 부위별 스트레칭

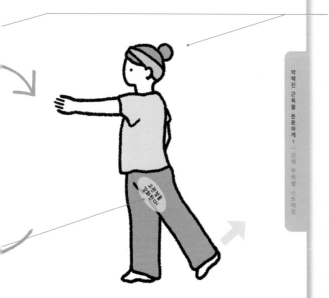

골반에 힘을 집중한다

2 다리를 뒤로 뻗는다. 허리에 둔 손은 그대로 둔 채 다른 한쪽 손을 앞으로 내민다. 1번과 2번 동작을 리듬감 있게 반복한다. 앞뒤 왕복을 1회로 간주하고 좌우 10회씩 2세트 실시한다.

약해지기 쉬운 근육들

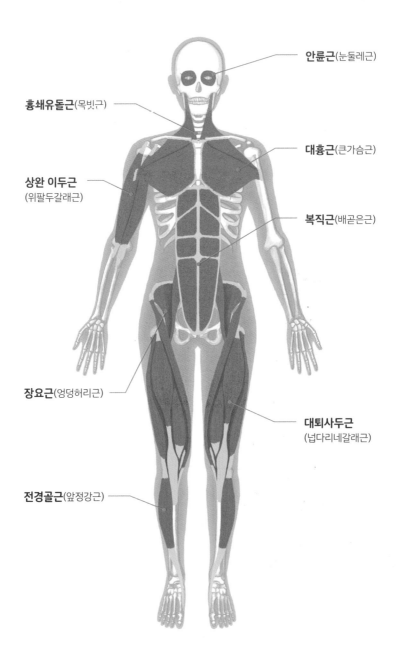

안륜근(눈둘레근)

흉쇄유돌근(목빗근)

대흉근(큰가슴근)

상완 이두근
(위팔두갈래근)

복직근(배곧은근)

장요근(엉덩허리근)

대퇴사두근
(넙다리네갈래근)

전경골근(앞정강근)

앞으로 소개할 스트레칭을 따라 하면 쉽게 지치지 않는 '막강 체력'의 건강한 몸을 만들 수 있다! 아래와 같이 약해지기 쉬운 근육을 단련하는 데에도 효과적이며 언제 어디서나 손쉽게 할 수 있으므로 가벼운 마음으로 실천해보자.

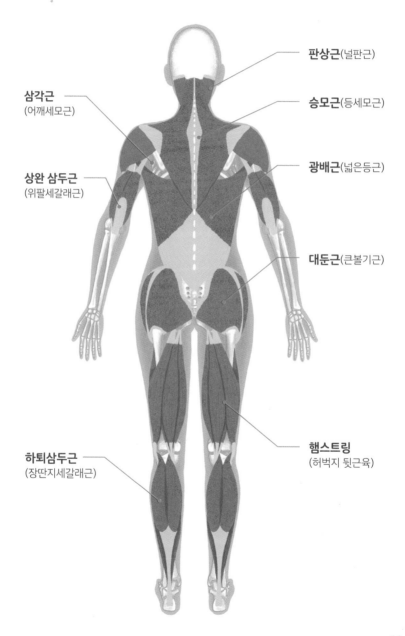

판상근(널판근)

삼각근
(어깨세모근)

승모근(등세모근)

광배근(넓은등근)

상완 삼두근
(위팔세갈래근)

대둔근(큰볼기근)

햄스트링
(허벅지 뒷근육)

하퇴삼두근
(장딴지세갈래근)

1장 왜 스트레칭을 해야 할까?

2장 약해진 근육을 튼튼하게! 신체 부위별 스트레칭

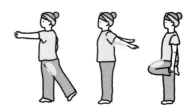

3장 아픈 몸을 건강하게! 증상별 스트레칭

4장 스트레칭 Q&A

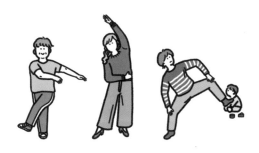

1장에서는 스트레칭을 왜 해야 하는지, 스트레칭을 하면 어떤 점이 좋은지 설명한다. 스트레칭에 대해 얼마나 알고 있는지에 따라 운동 효과가 눈에 띄게 달라진다. 아무리 운동을 열심히 해도 몸의 움직임을 제대로 알지 못하면 노력한 만큼의 효과를 거둘 수 없다. 또 운동을 잘못하면 부상당하기 쉽고, 심할 경우 일상생활에 지장을 줄 수도 있다. 그런 이유로 스트레칭을 시작하기에 앞서 스트레칭에 대해 자세히 알아보자. 부디 자신에게 맞는 운동을 하나라도 발견했으면 좋겠다.

1장

왜 스트레칭을
해야 할까?

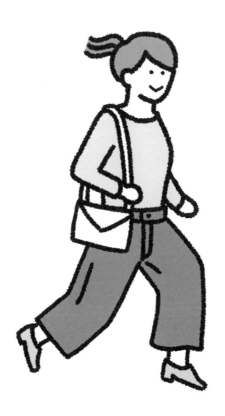

나이 들수록
운동 기관이 약해진다!

식사, 휴식, 운동. 건강을 유지하는 비결은 이 세 가지 요소의 균형에 있다. 다시 말해 충분한 수면과 영양 섭취, 그리고 적당한 운동을 해야 한다는 뜻이다.

이 중에서 가장 실천하기 힘든 게 운동일 것이다. 운동하지 않고도 오래 살 수 있을 것이라 생각하는 사람이 많겠지만, 건강하게 살고 싶다면 운동은 반드시 해야만 한다.

근육, 뼈, 신경 등의 운동 기관은 나이가 들수록 점점 약해진다. 특히 남녀 모두 40세를 기점으로 점점 빠른 속도로 약해지는데, 여기서 몸을 더 움직이지 않으면 근력과 유연성이 점점 떨어지다 못해 끝내 사라져버릴 수 있다. 운동 기관이 제 기능을 하지 못하면 걷고 일어서고 앉는 등의 일상적인 동작마저 힘들어져 간병인의 도움을 받거나 누워 지내야만 한다.

나이가 많아도 근육과 뼈를 단련시킬 수 있는 방법은 있다. 바로 '스트레칭'이다. 나이가 어려도 방심은 금물이다. 이 책에 담긴 신체 부위별 스트레칭을 통해 약해진 근육과 관절을 튼튼하게 만들어보자!

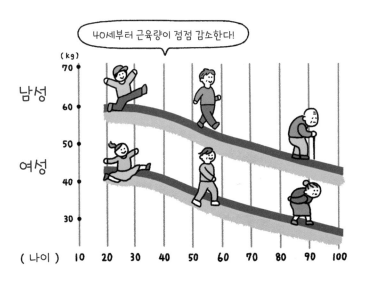

일본 성인 남녀의 나이에 따른 근육량.
(〈일본 노년의학 2010(日本老年医学2010)〉을 토대로 작성)

02

무작정 강도 높은 스트레칭부터?
NO!

건강을 유지하려면 적당한 운동은 필수다. 하지만 그렇다고 무작정 강도 높은 운동부터 시작할 필요는 없다. 나이와 관계없이 잘못된 방법으로 운동을 무리하게 할 경우 인대가 늘어나거나 관절이 다칠 수 있다.

다리를 180도로 벌리는 동작도 권하지 않는다. 적당한 근육량과 유연성을 갖추고 있는 발레리나는 다리를 180도로 벌려도 부상을 입지 않겠지만, 운동을 즐겨 하지 않는 사람은 부상당할 위험이 매우 크기 때문이다.

특정 근육을 지나치게 트레이닝하는 것 역시 몸의 균형이 깨질 수 있어 좋지 않다. 또한 근육통이 있는 부위를 억지로 단련시키면 오히려 혈액 순환이 나빠져 근육이 경직될 수 있다.

건강 때문에 달리기를 한다는 사람도 있을 것이다. 30분 정도 달리는 건 문제없지만, 영양분을 충분히 섭취하지 않은 채 45~60분 이상 장시간 달리면 지방뿐만 아니라 근육량도 감소할 수 있다. 즉, 유산소 운동도 지나치게 하면 건강에 좋지 않다는 말이다.

평소 운동을 하지 않는 사람은 운동을 시작하기에 앞서 자신만의 규칙을 정해보자. '이틀에 한 번씩 엘리베이터나 에스컬레이터를 이용하지 않기', '일주일에 두 번씩 한 정거장 전에 내려서 집까지 걷기' 등과 같이 말이다.

아무리 건강에 좋은 운동이라도 지나치게 하면 몸에 해롭다. 무리하지 않는 범위 내에서 꾸준히 운동하는 것이 가장 좋다. 건강과 근육을 위해 가벼운 스트레칭부터 조금씩 실천해보자.

03

스트레칭도 해야 할 때와
피해야 할 때가 있는 법!

특히 운동을 피해야 하는 시간이 있다. 바로 아무것도 먹지 않았을 때, 식후, 자기 직전이다.

아무것도 먹지 않았을 때 운동을 삼가야 하는 이유는 몸에 에너지가 부족한 상태에서 운동을 하면 빈혈이나 어지럼증 등의 증상이 나타날 수 있기 때문이다. 그래도 운동을 해야만 한다면 소화가 잘 되는 음식이나 과일을 간단하게라도 먹고서 운동하는 것을 추천한다.

식사 후 30분 동안은 음식물을 소화·흡수시키는 위로 혈액이 몰린다. 이때 운동을 하면 위 이외의 다른 근육에도 혈액을 보내게 되어 위에 충분한 혈액이 공급되지 않아 소화가 잘 안 될 수 있다.

자기 직전에 격한 운동을 하면 자율 신경의 하나인 교감 신경이 우위가 되어 몸이 긴장 상태가 되고, 잠들기가 어려워진다. 다만 이 책에 담긴 '잠 잘 오게 하는 스트레칭(78-79페이지 참조)'은 강도 낮은 스트레칭으로 누구든지 따라 해볼 수 있고, 편안히 누운 채로 가볍게 할 수 있어 불면증으로 고생하는 사람에게 많은 도움이 될 것이다.

반대로 운동하기 좋은 시간대는 언제일까? 바로 체온이 올라가는 낮 시간대다. 하지만 낮 시간대에는 대부분의 사람들이 한창 바쁘게 움직이거나 일하고 있어 운동할 시간이 마땅치가 않다.

여기서 소개하는 스트레칭은 언제 어디서나 할 수 있다는 장점이 있다. 업무 중 잠깐 짬이 날 때나 이동하는 시간에도 해볼 수 있다. 집에 있을 때는 운동에 대한 진입 장벽을 낮추기 위해 TV를 보면서 하거나 이를 닦으면서 해보는 것도 좋다. 일단 자신의 생활 리듬에 맞춰 운동하는 습관을 들여보자.

04

근력과 유연성을
키워야 하는 이유

근력 운동을 하지 않으면 근육량과 기초 대사량이 감소한다. 기초 대사량은 체온 유지, 심장 박동, 호흡 등 생명을 유지하는 데 필요한 최소한의 에너지를 말한다. 기초 대사량이 낮아지면 몸이 차고 살찌기 쉬운 체질이 된다. 또 조금만 움직여도 피로감을 느끼고 면역력도 약해져 몸의 균형이 깨지기 쉬워진다.

대퇴사두근, 햄스트링, 하퇴삼두근 등의 다리 근육부터 엉덩이와 팔 근육에 이르기까지, 간단한 걷기 동작 하나에도 거의 모든 근육이 쓰인다. 피로에 강한 몸이 되기 위해서, 몸의 균형을 유지하기 위해서라도 근육량을 늘려야만 한다.

그렇다면 유연성이 부족해지면 어떻게 될까? 일단 몸을 잘 움직일 수 없게 된다. 보폭이 줄어들어 걷는 속도가 느려지고, 팔을 들어 올리기 힘들어져 높은 곳에 있는 물건을 집기가 어려워진다. 무리하게 몸을 움직일 경우 부상을 입을 수도 있다.

나이가 들수록 움직임이 둔해지는 건 왜일까? 근육을 둘러싸고 있는 근막이 두꺼워져 근막 안에 있는 근육이 움직이기 어려워져서다. 이를 해결하기 위해선 역시나 스트레칭밖에 없다.

'근력'과 '유연성'을 강화하면 쉽게 넘어지지 않을 뿐만 아니라 어깨 결림, 냉증 등의 증상도 사라진다. 앞으로 나올 스트레칭은 단순히 몸을 유연하게 만드는 데 그치지 않고 일상에 필요한 '최소한의 근육'을 유지할 수 있게 도와준다. 혈액 순환 개선에도 효과적이다. 기능해부학에 기초한 실용적인 동작이어서 따라 하기만 해도 이전보다 자유롭고 편하게 몸을 움직일 수 있을 것이다.

05

스트레칭을 하면
좋은 점 3가지

① 몸이 유연해진다!

발레리나처럼 몸이 유연해지고 싶은 사람도 있겠지만 그렇게 되려면 우선 근력이 뒷받침돼야 한다. 그런 의미에서 운동 초보자도 쉽게 할 수 있도록 무리하게 근육을 늘리는 스트레칭보다는, 일상생활에 도움이 되는 유연성을 충분히 얻을 수 있는 스트레칭을 위주로 담았다.

이 책에 나오는 스트레칭을 통해 유연성을 기르고 몸을 리듬감 있게 움직이며 관절 주위에 있는 근육들을 활성화시켜보자. 관절의 가동 범위가 넓어져 일상생활이 훨씬 편해질 것이다.

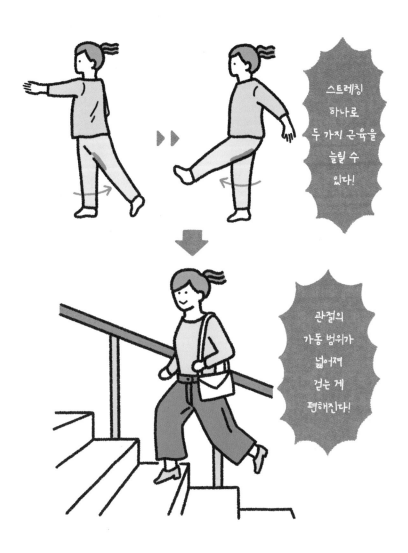

스트레칭 하나로 두 가지 근육을 늘릴 수 있다!

관절의 가동 범위가 넓어져 걷는 게 편해진다!

② 자세가 좋아진다!

습관적으로 건강에 좋지 않은 자세를 취하는 사람들이 있다. 오랜 시간 잘못된 자세로 있다 보면 자세가 점점 나빠져 정상적으로 몸을 움직일 수 없게 된다. 스트레칭은 근육을 정상 위치로 서서히 돌아갈 수 있게 만들어주고 중립 자세를 취할 수 있게 돕는다. 중립 자세란 옆에서 봤을 때 귀, 어깨, 골반, 복숭아뼈가 일직선상에 놓이는 상태를 말한다.

또 관절에는 등뼈(흉추)처럼 가동성을 요구하는 관절이 있고 요추나 무릎처럼 안정성을 요구하는 관절이 있다. 우리 스트레칭은 이러한 관절의 가동성과 안정성을 최대로 높여주는 효과가 있다. 이제부터라도 자발적으로 몸을 움직여 건강했던 예전의 몸으로 다시 돌아가자!

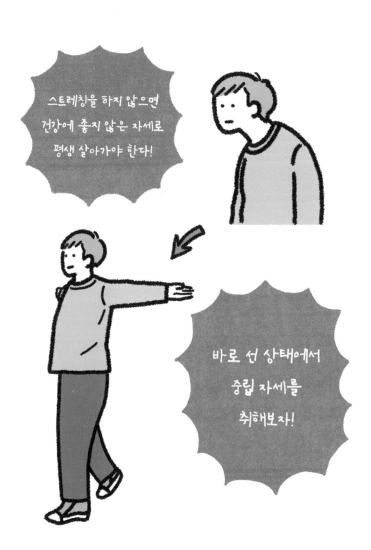

③ 바이러스에 감염되지 않는다!

몸을 효율적으로 움직이면 혈액 순환이 원활해진다. 혈액 순환이 좋아지면 면역력이 향상해 바이러스가 침투할 수 없는 몸이 되고, 혈류량이 증가해 몸에 쌓인 피로 물질이 배출된다. 또 영양분이 온몸에 골고루 전달돼 세포가 젊어지고 피부 탄력도 좋아지며, 기초 대사량이 증가해 체온이 올라가고 쉽게 살찌지 않는 몸으로 변한다.

간단한 스트레칭으로 이만큼의 효과를 볼 수 있다! 이러한 스트레칭의 이점을 알았으니 여러분의 운동 효과는 배로 커질 것이다. 가벼운 마음으로 다음에 나올 '약해진 근육을 튼튼하게! 신체 부위별 스트레칭'을 실천해보자!

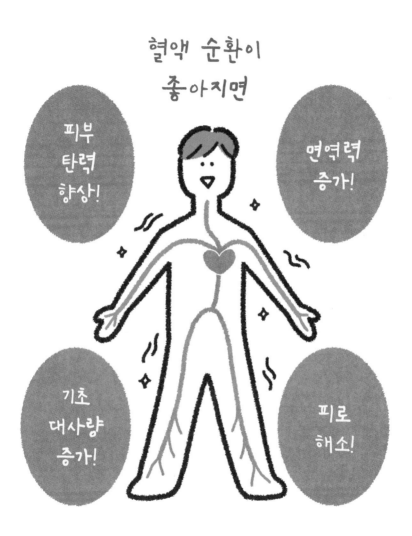

혈액 순환이
좋아지면

피부
탄력
향상!

면역력
증가!

기초
대사량
증가!

피로
해소!

2장에서는 약해지기 쉬운 근육을 튼튼하게 만들어주는 '신체 부위별 스트레칭'을 소개한다. 근육 트레이닝도 되고 유연성도 길러주는 일석이조의 운동법이라 할 수 있다. 신체 부위별 근육을 활성화시켜야 하는 이유를 먼저 알고서 스트레칭을 해보면 운동 효과가 더 커질 것이다.

여기서 제시한 운동 횟수는 목표에 불과하므로, 동작을 따라 하기 힘들 땐 횟수를 줄여서 하길 바란다. 지금부터 약해진 몸을 되살려 삶의 질을 높여보자!

약해진 근육을 튼튼하게!

신체 부위별 스트레칭

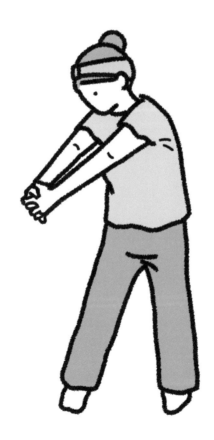

고관절 주변 근육이
약해졌다면?

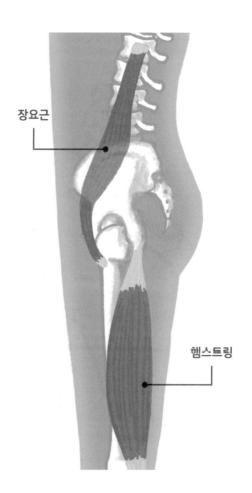

장요근

햄스트링

고관절 주변 근육 알아보기

에스컬레이터나 엘리베이터 등의 편의시설이 늘어나면서 우리 생활은 무척 편리해졌다. 하지만 이로 인해 '다리를 들어 올리는 행위'는 급격히 줄어들어 고관절 주변 근육이 약해지기 쉬워졌다. 그중에서도 특히 사용하지 않는 근육은 '장요근'과 '햄스트링'이다.

장요근은 주로 보행 시 다리를 앞으로 내밀 때 사용한다. 햄스트링은 허벅지 뒤쪽에 있는 근육으로 다리를 뒤로 뻗을 때 사용한다. 이두 근육을 발달시켜주면 다리를 쉽게 들어 올릴 수 있고 보폭도 넓어져 걷는 게 한결 수월해진다.

이 근육이 약해지면 이런 증상이 생긴다!

- 보폭이 좁아진다
- 조금만 걸어도 쉽게 피로해진다
- 자세가 나빠진다

이런 사람은 꼭 따라 해보자!

- ☑ 평소 걸을 일이 별로 없는 사람
- ☑ 한 발로 선 채로 양말을 신기 어려운 사람
- ☑ 운동이 취미인 사람

걸음걸이가 가벼워진다!

레벨 ★★★☆☆ 목표 좌우 10회 × 2세트

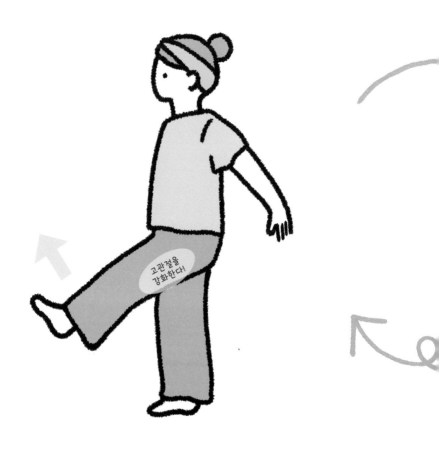

고관절을
강화한다!

1 한쪽 다리를 앞으로 내민다. 한쪽 손은 뒤로 뻗고, 반대쪽 손은 허리에 댄다.

얼굴은 정면을 바라보고 똑바로 선다. 이때 허리가 뒤로 젖혀지지 않도록 주의한다. 균형이 잡히지 않을 때는 옆으로 서서 한쪽 손을 허리가 아닌 벽에 대고 몸을 지탱한다.

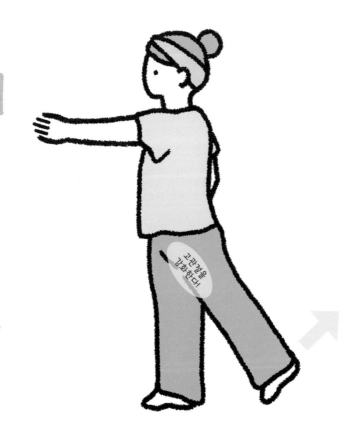

약해진 근육을 튼튼하게! ― 신체 부위별 스트레칭

2 다리를 뒤로 뻗는다. 허리에 둔 손은 그대로 둔 채 다른 한쪽 손을 앞으로 내민다. 1번과 2번 동작을 리듬감 있게 반복한다. 앞뒤 왕복을 1회로 간주하고 좌우 10회씩 2세트 실시한다.

02

대퇴사두근이
약해졌다면?

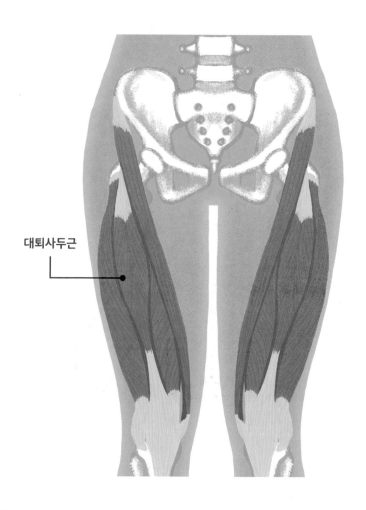

대퇴사두근

대퇴사두근 알아보기

넓적다리 근육인 대퇴사두근은 중간광근(중간넓은근), 내측광근(안쪽넓은근), 외측광근(가쪽넓은근), 대퇴직근(넙다리곧은근), 이 네 가지 근육을 뜻한다. 우리 몸에서 가장 크고 체중을 지탱해주는 근육이다. 이 근육이 약해지고 경직되면 앉았다 일어서는 동작이 힘들어진다. 무릎에도 부담을 줘서 심할 경우에는 통증을 유발하는 '변형성 무릎관절증'에 걸릴 수 있다.

일상생활에서 활동할 때, 운동할 때 등 모든 동작에 사용되는 근육이기 때문에 다음 스트레칭을 통해 원상태로 되돌리는 것을 추천한다.

이 근육이 약해지면 이런 증상이 생긴다!

- 일어서거나 앉는 게 힘들어진다
- 무릎에 부담을 준다
- 변형성 무릎관절증에 걸릴 위험이 커진다

이런 사람은 꼭 따라 해보자!

- ✔ 앉아 있는 시간이 긴 사람
- ✔ 허리에 피로가 쌓이기 쉬운 사람
- ✔ 무릎 통증이 있는 사람

서 있는 자세가 편해진다!

레벨 ★★★★☆ 목표 좌우 10회 × 2세트

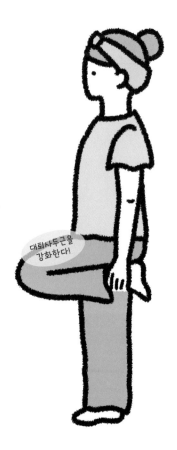

1 뒤꿈치가 엉덩이에 닿도록 한쪽 무릎을 굽히고 손으로 발목을 잡는다.

스트레칭 포인트

배에 힘을 주고 똑바로 선다. 이때 허리가 뒤로 젖혀지지 않도록 주의한다. 다리를 앞뒤로 움직일 때 바깥쪽으로 벌어지지 않도록 한다.

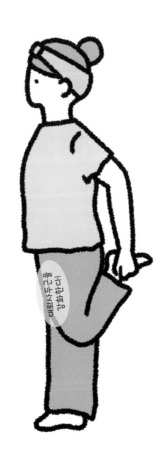

2 고관절을 축으로 다리를 뒤로 천천히 넘긴다. 넓적다리 앞쪽 근육이 펴진 상태로 2초 동안 유지한다. 1번과 2번 동작을 반복한다.

03

종아리 근육이
약해졌다면?

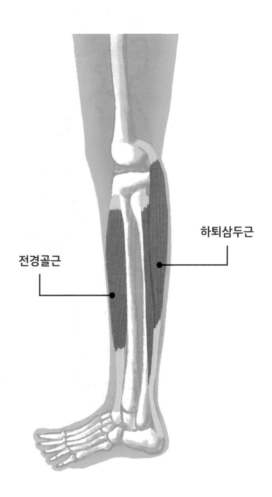

하퇴삼두근

전경골근

종아리 근육 알아보기

종아리는 '제2의 심장'이라고도 불린다. 종아리 근육이 중력을 거슬러 다리에 흐르는 혈액을 심장으로 되돌려 보내는 펌프 역할을 하기 때문이다. 이 펌프 작용으로 온몸의 혈액 순환이 원활해진다.

지금부터 소개하는 스트레칭을 실천하면 '하퇴삼두근'이 활성화돼 종아리의 혈액 순환이 좋아지고, 쥐가 나거나 붓는 증상이 개선된다. 또한 '전경골근'이 같이 강화되면서 정강이 앞쪽도 활성화돼 잘 넘어지지 않게 된다. 발목을 위로 젖히는 동작이나 쪼그려 앉는 동작을 할 기회가 별로 없는 사람은 나이가 들수록 종아리 근육이 약해지기 쉬우니 꼭 도전해보자.

이 근육이 약해지면 이런 증상이 생긴다!

- 다리가 쉽게 붓는다
- 잘 넘어진다
- 다리에 쥐가 잘 난다

이런 사람은 꼭 따라 해보자!

- ☑ 다리가 쉽게 붓는 사람
- ☑ 몸이 차가운 사람
- ☑ 다리에 쥐가 잘 나는 사람

다리가 붓지 않는다!

레벨 ★★☆☆☆ 목표 **10회 × 2세트**

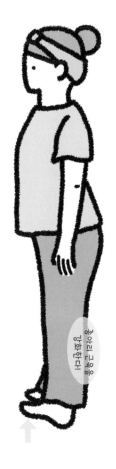

종아리 근육을
강화한다!

1 똑바로 선다. 발끝을 들고 1초 동안 유지한다.

스트레칭 포인트

몸의 균형이 무너지지 않도록 바른 자세를 유지한다. 무릎이 구부
러지지 않도록 주의한다.

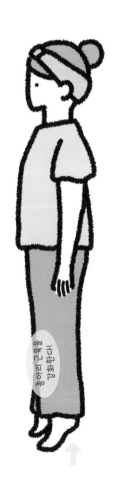

2 뒤꿈치를 들고 1초 동안 유지한다. 1번과 2번 동작을 반복한다.

04

어깨 주변 근육이
약해졌다면?

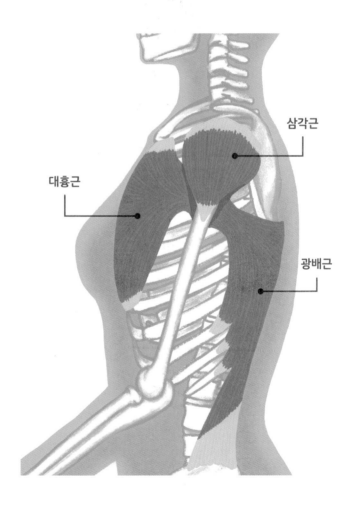

삼각근

대흉근

광배근

46

어깨 주변 근육 알아보기

40~50대에 많이 발생한다고 해서 흔히 '사십견' 또는 '오십견'이라고 불리는 이 어깨 질환의 정식 명칭은 '어깨 관절 주위염'이다. 스마트폰이나 컴퓨터를 장시간 사용하면 팔을 들어 올리는 행위가 줄어들게 되는데, 이 원인으로 나이와 상관없이 많은 사람이 이 증상을 겪고 있다.

손을 들 때 어깨가 아닌 팔꿈치부터 올리는 사람들이 의외로 많다. 팔꿈치가 어깨 역할을 대신하는 것이다. 앞으로는 손을 들 때 의식적으로 어깨에서부터 올리는 습관을 들이자. 그리고 틈틈이 다음 스트레칭을 따라 해보기 바란다.

이 근육이 약해지면 이런 증상이 생긴다!

- 어깨 관절 주위에 염증이 생긴다
- 어깨가 굽는다
- 등이 굽는다

이런 사람은 꼭 따라 해보자!

- ☑ 책상에 앉아 있는 시간이 긴 사람
- ☑ 어깨 결림이 있는 사람
- ☑ 등이 굽은 사람

어깨가 부드럽게
움직인다!

레벨 ★★★☆☆   목표 **좌우 10회 × 2세트**

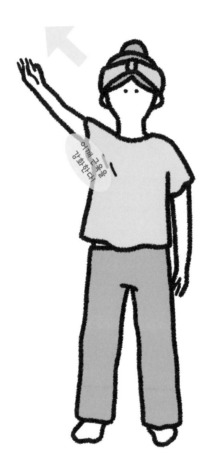

어깨 근육이
늘어납니다

1 한쪽 손바닥을 위로 향하게 한 다음 팔을 비스듬히 위로 뻗으며 가
슴을 쫙 편다.

48

스트레칭 포인트

팔을 위로 올릴 때 숨을 들이마시며 가슴을 펴고 아래로 내릴 때
숨을 내쉰다. 이때 팔꿈치가 구부러지지 않도록 주의한다.

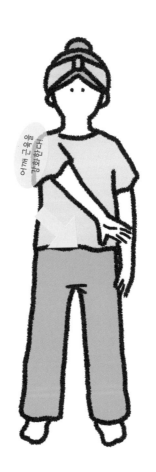

2 위로 뻗은 팔을 비스듬히 아래로 내린다. 이때 손바닥은 아래로 향
하게 한다. 1번과 2번 동작을 반복한다.

05

팔 근육이
약해졌다면?

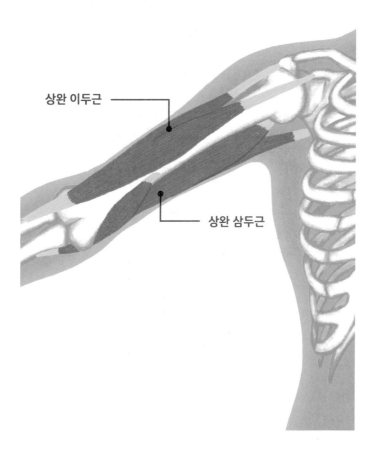

상완 이두근

상완 삼두근

팔 근육 알아보기

'상완 이두근'과 '상완 삼두근', 이 두 근육은 팔 주위에 있는 주요 근육이다. 상완 이두근은 팔꿈치를 구부릴 때 사용하는 근육으로 흔히 '알통'이라고 부르는 부위다. 이 근육이 약해지면 양어깨가 가슴보다 앞으로 나오는 일명 '말린 어깨'가 된다.

팔뚝 살이 처지는 것을 예방하고 싶다면 상완 삼두근을 자주 움직이는 것이 좋다. 일상생활에서 잘 사용하지 않으면 그 부근에 지방이 쌓이기 때문이다.

다음 스트레칭은 팔 근육을 시원하게 펴줄 뿐만 아니라 어깨의 가동 범위도 넓히는 효과까지 있으니 꼭 따라 해보기 바란다.

이 근육이 약해지면 이런 증상이 생긴다!

- 목이 뻐근하다
- 어깨가 결린다
- 팔뚝 살이 늘어진다

이런 사람은 꼭 따라 해보자!

- ☑ 목과 어깨 결림을 해소하고 싶은 사람
- ☑ 탄력 있는 팔뚝을 만들고 싶은 사람
- ☑ 운동을 자주 하는 사람

팔심이 세진다!

레벨 ★★☆☆☆   목표 10회 × 2세트

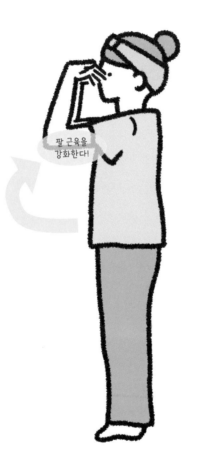

팔 근육을
강화한다!

1 차렷 자세에서 손바닥을 위로 향한 채 양팔을 앞으로 뻗으면서 팔
꿈치를 구부린다.

스트레칭 포인트

허리가 뒤로 젖혀지지 않도록 주의한다. 팔을 뻗을 때 상체가 앞
뒤로 흔들리지 않도록 배에 힘을 준다.

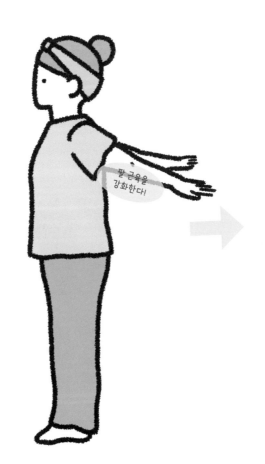

팔 근육을
강화한다!

약해진 근육을 튼튼하게! — 신체 부위별 스트레칭

2 팔꿈치를 펴면서 양팔을 뒤로 뻗는다. 이때 손바닥은 1번과 마찬가
지로 위로 향하게 한다. 1번과 2번 동작을 반복한다.

06

목 주변 근육이
약해졌다면?

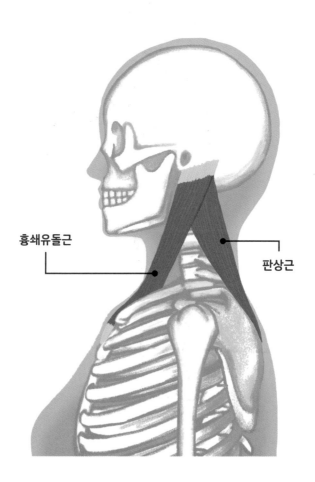

흉쇄유돌근

판상근

목 주변 근육 알아보기

목은 몸 전체의 균형을 잡아주는 매우 중요한 부위이며, 4~5킬로그램이나 되는 머리를 지탱해준다. 그런데 고개를 숙인 채 오랫동안 스마트폰을 사용하게 되면 완만한 C자형 곡선을 그려야 할 목뼈가 일자형으로 변한다. 일자목이 되면 신경이 눌려 저린 증상이 나타날 수 있다. 또한 목 주변 근육에 부담을 주게 되어 쉽게 피로감을 느끼고 목과 어깨가 뻐근해진다.

일자목으로 인한 증상을 완화하기 위해서는 목 주변 근육인 '판상근'과 '흉쇄유돌근'을 잘 움직여줘야 한다. 그렇게 하면 혈액 순환이 좋아지고 뻐근함도 해소된다.

이 근육이 약해지면 이런 증상이 생긴다!

- 몸의 균형이 깨진다
- 어깨가 결린다
- 목에 담이 자주 걸린다

이런 사람은 꼭 따라 해보자!

- ☑ 어깨 결림이 있는 사람
- ☑ 책상에 앉아 있는 시간이 긴 사람
- ☑ 눈이 자주 피로해지고, 심하면 두통, 오심, 구토 등의 증상이 있는 사람

일자목 증상을 해결한다!

레벨 ★☆☆☆☆ 목표 **10회** × **2세트**

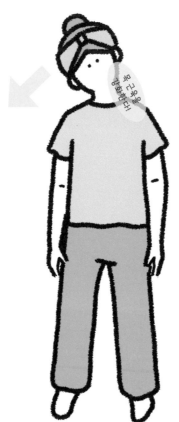

1 똑바로 선 자세에서 목을 천천히 옆으로 기울인다. 무리하지 말고
시원할 정도로만 목을 기울인 다음 2초 동안 그 자세를 유지한다.

몸에 힘을 빼고 어깨를 편안하게 내린 상태에서 실시한다. 목이 아프지 않도록 천천히 기울이다가 시원함이 느껴질 때 멈추는 것이 중요하다.

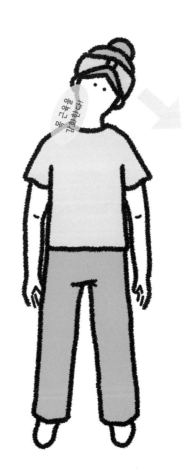

2 이번에는 반대 방향으로 목을 기울인다. 1번과 2번 동작을 반복한다.

07

눈 주변 근육이
약해졌다면?

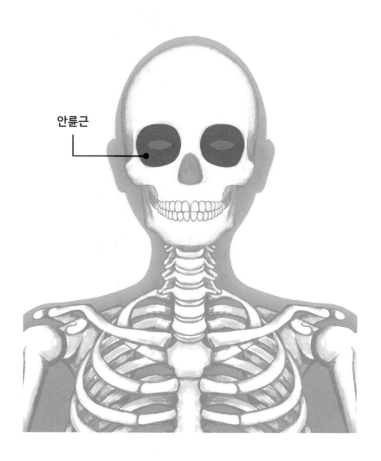

안륜근

눈 주변 근육 알아보기

컴퓨터나 스마트폰 같은 전자 기기로 눈을 혹사시키는 사람이 많다. 당연한 말이지만 전자 기기를 장시간 사용하면 눈에 피로가 쌓이게 된다. 그러면 눈의 초점 조절력이 저하되고 동체 시력도 떨어진다. 눈은 여러 가지 근육에 의해 움직이고 '안륜근'이라는 눈 주변 근육에 의해 지탱된다. 안륜근은 상하 눈꺼풀을 잡아당기는 역할을 하며 눈을 감을 때 사용되기도 한다. 눈의 피로를 해소하고 눈 처짐을 개선하기 위해서는 안륜근을 움직이는 것이 중요하다.

이 근육이 약해지면 이런 증상이 생긴다!

- 초점 조절 기능이 저하된다
- 동체 시력이 떨어진다
- 눈 밑이 늘어진다

이런 사람은 꼭 따라 해보자!

- ☑ 평소 운전을 하는 사람
- ☑ 운동을 자주 하는 사람
- ☑ 눈이 피로한 사람
- ☑ 젊은 시절 눈매를 되찾고 싶은 사람

눈 피로를
말끔히 해소한다!

레벨 ★★★☆☆   목표 10회 × 2세트

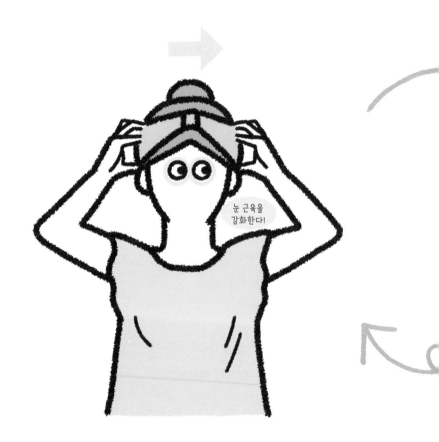

눈 근육을
강화한다!

1 양손으로 두피를 머리 중앙까지 밀어 올린 다음 두 눈을 천천히 한
방향으로 움직인다.

고개가 움직이지 않도록 양손으로 머리를 고정시킨다. 눈이 건조해
지지 않도록 자주 깜빡인다.

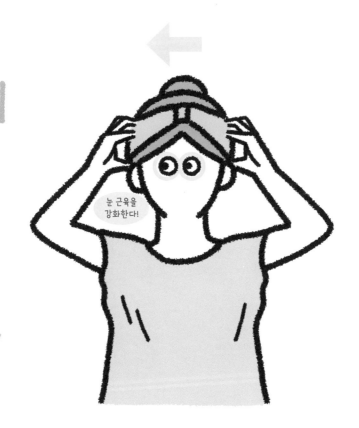

2 이번에는 반대 방향으로 두 눈을 천천히 움직인다. 1번과 2번 동작
을 10회 반복한 다음 눈을 꼭 감았다가 크게 뜬다.

08

허리 주변 근육이
약해졌다면?

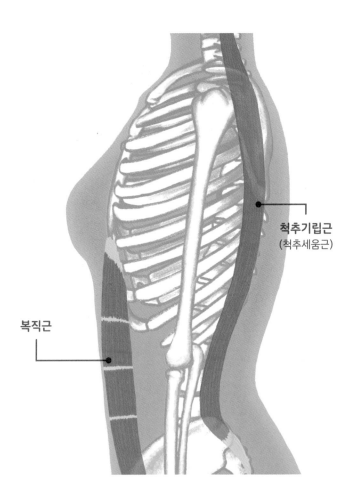

척추기립근
(척추세움근)

복직근

허리 주변 근육 알아보기

골반 틀어짐은 대부분 출산할 때 발생하며 일상생활에서 골반이 틀어지는 일은 좀처럼 발생하지 않는다. 그럼에도 골반이 틀어졌다면 평소 바르지 않은 자세로 서 있거나 골반 주변 근육이 약해졌을 가능성이 높다.

허리 주변 근육을 활성화시키면 골반이 원래 위치로 되돌아가 균형을 바로잡을 수 있다. 골반의 균형이 깨지면 자세가 나빠질 뿐만 아니라 쉽게 뱃살이 찌고 요실금도 생길 수 있으니 되도록 빨리 스트레칭을 시작하는 것이 좋다.

이 근육이 약해지면 이런 증상이 생긴다!

- 자세가 나빠진다
- 요실금에 걸릴 수 있다
- 뱃살이 찌기 쉽다

이런 사람은 꼭 따라 해보자!

- ☑ 책상에 앉아 있는 시간이 긴 사람
- ☑ 장 기능을 활성화시키고 싶은 사람
- ☑ 뱃살이 신경 쓰이는 사람

골반의 균형을 바로잡다!

레벨 ★★★★☆ 목표 10회 × 2세트

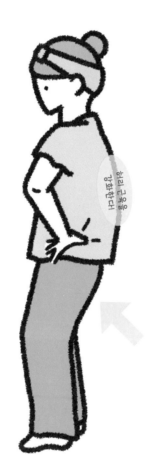

1 양손을 허리에 두고 골반을 뒤로 기울인다. 등을 구부리면서 엉덩이를 조인다는 느낌으로 움직인다.

스트레칭 포인트

1번 동작에서 숨을 내쉬고, 2번 동작에서 숨을 들이마신다.

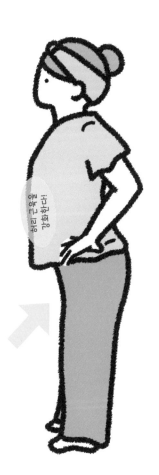

2 가슴을 펴고 골반을 앞으로 기울이면서 허리를 뒤로 젖힌다. 1번과
2번 동작을 반복한다.

09

등 근육이
약해졌다면?

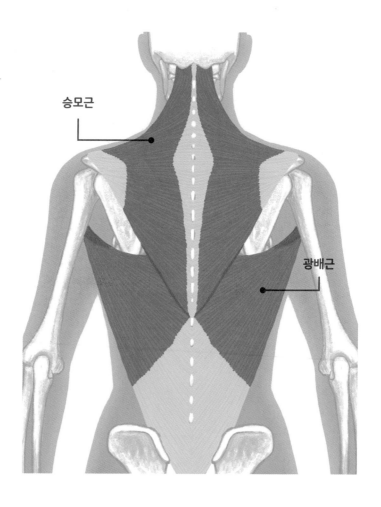

승모근

광배근

등 근육 알아보기

상체가 앞으로 기울어진 자세로 오랫동안 컴퓨터를 사용하다 보면 등이 뻐근해지기 쉬운데, 등 근육 중에서도 특히 '광배근'과 '승모근' 이 뻐근해지기 쉽다. 광배근을 움직이지 않으면 팔을 들어 올리기 힘들어지고, 어깨뼈와 등뼈에 붙어 있는 승모근이 약해지면 등이 구부정해진다.

두 근육을 움직여주면 근육이 활성화되고 혈액 순환이 원활해져 뻐근함이 해소된다. 뻐근함이 느껴지는 부위를 자극해 근육을 활성화시켜보자.

이 근육이 약해지면 이런 증상이 생긴다!

- 새우등이 된다
- 호흡이 얕아진다
- 몸을 좌우로 비틀 수 없다

이런 사람은 꼭 따라 해보자!

- ☑ 새우등을 개선하고 싶은 사람
- ☑ 등이 뻐근한 사람
- ☑ 윗몸 일으키기를 못 하는 사람

등이 곧게 펴진다!

레벨 ★★☆☆☆　목표 10회 × 2세트

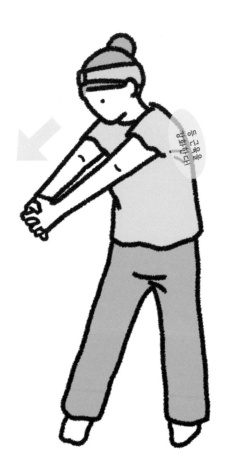

1 양손을 깍지 낀 채 팔을 비스듬히 아래로 뻗고 등을 동그랗게 만다.
이때 무릎을 살짝 구부린다.

의식적으로 골반을 뒤로 기울인다. 등을 구부릴 때 숨을 내쉬도록
한다.

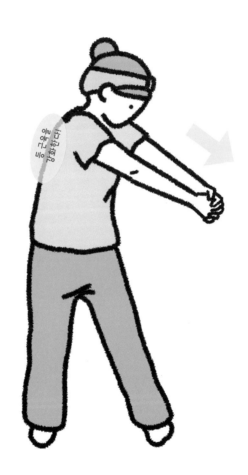

2 이번에는 반대 방향으로 팔을 뻗고 등을 동그랗게 만든다. 1번과 2번
동작을 반복한다.

10

꼬리뼈 근육이
약해졌다면?

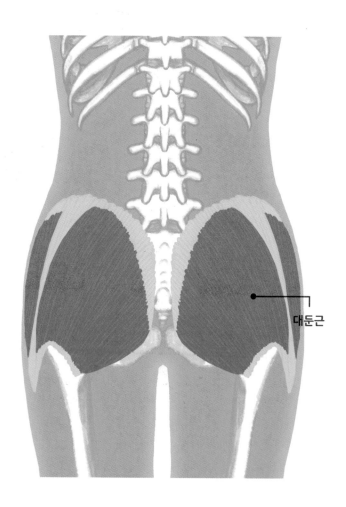

대둔근

꼬리뼈 근육 알아보기

엉덩이에서 가장 큰 근육을 '대둔근'이라고 한다. 대둔근은 몸의 좌우 균형을 잡아주는 근육으로 달리기를 할 때 사용되며 운동선수들이 매우 중요하게 여기는 근육이다. 트레이너들 사이에서는 '엉덩이를 지배하는 자가 세계를 지배한다'는 말이 오갈 정도다.

다음 스트레칭은 엉덩이 근육의 피로를 해소하고 처진 엉덩이를 올려주며 다리를 쉽게 들어 올릴 수 있도록 도와주는 스트레칭이다. 피로가 쌓인 사람이나 운동하는 사람, 탄력 있는 엉덩이를 만들고 싶은 사람은 이 스트레칭을 통해 엉덩이 근육을 활성화시켜보자.

이 근육이 약해지면 이런 증상이 생긴다!

- 엉덩이가 처진다
- 몸의 균형이 깨진다
- 좌골신경통에 걸리기 쉽다

이런 사람은 꼭 따라 해보자!

- ☑ 탄력 있는 엉덩이를 만들고 싶은 사람
- ☑ 몸의 균형이 깨진 사람
- ☑ 좌골신경통을 완화시키고 싶은 사람
- ☑ 운동을 자주 하는 사람

꼬리뼈 통증을 잡다!

레벨 ★★★★☆ 목표 좌우 10회 × 2세트

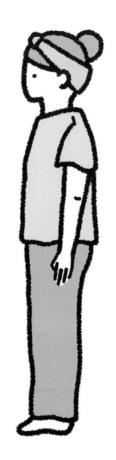

1 똑바로 서서 다리를 어깨너비로 벌린다.

몸을 지탱하는 다리의 무릎은 쭉 펴고, 끌어안은 무릎은 가슴 쪽으로 당긴다는 느낌으로 실시한다.

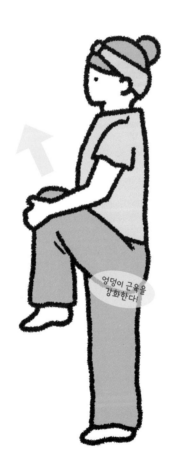

엉덩이 근육을
강화한다!

2 한쪽 무릎을 굽혀 양팔로 끌어안은 다음 2초 동안 그 자세를 유지한다. 반대쪽 다리도 같은 방법으로 실시한다. 좌우 다리를 번갈아가며 반복한다.

3장에는 비틀고 망가지고 아픈 몸을 건강하게 만들어주는 '증상별 스트레칭'이 담겨 있다. 불면증, O자형 다리, 복부 비만 등 사람들이 가장 고치고 싶어 하는 9가지 증상과 해결법, 증상을 완화하는 데 도움이 될 만한 스트레칭까지 모두 알려준다.

마찬가지로 증상에 대한 이해도가 높을수록 운동 효과도 커지니, 증상이 나타나는 주요 원인을 먼저 파악한 후 스트레칭을 실천해보자!

아픈 몸을
건강하게!

증상별 스트레칭

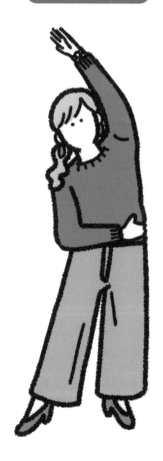

잠을 잘 자고 싶다면?

원인은 과도한 업무량과 스트레스!

잠을 잘 자지 못하는 이유는 잠자리에 들어서도 몸이 긴장 상태를 유지하기 때문이다.

수면과 깊은 관련 있는 것이 바로 '자율 신경'이다. 자율 신경에는 '교감 신경'과 '부교감 신경'이 있다. 피로와 스트레스가 쌓여서 몸이 뻣뻣하게 굳어 있거나 긴장하고 있으면 교감 신경이 우위가 되고, 반대로 온몸이 편안하고 이완된 상태가 되면 부교감 신경이 우위가 된다.

몸을 긴장 상태로 만드는 교감 신경이 우위가 됐을 때 우리는 잠을 잘 잘 수 없게 된다. 잠을 잘 자고 싶다면 부교감 신경을 활성화시키는 스트레칭을 해보는 것이 좋다. 천천히 스트레칭을 하다 보면 기분이 상쾌해지고 몸의 긴장도 풀릴 것이다.

어떻게 해결해야 할까?

① 부교감 신경을 우위로 만들기

우리는 과로나 스트레스 등으로 인해 교감 신경이 지나치게 활성화돼 있다. 그러므로 자기 전에 침대나 이불 위에서 천천히 스트레칭을 하며 긴장한 몸을 편안한 상태로 만들어야 한다. 가벼운 마음으로 다음 스트레칭을 따라 해보자.

② 자기 전에는 스마트폰을 사용하지 않기

전자 기기에서 나오는 빛은 수면을 방해하기 때문에 자기 30분 전부터는 스마트폰이나 컴퓨터 등을 사용하지 않는 습관을 들이는 것이 좋다. 자기 1시간 전에 적당한 온도의 물로 목욕을 해서 몸을 편안하게 이완시킨 후 잠자리에 들면 숙면에 더욱 도움이 된다.

잠이 잘 오게 한다!

레벨 ★★☆☆☆ 목표 10회 × 1세트

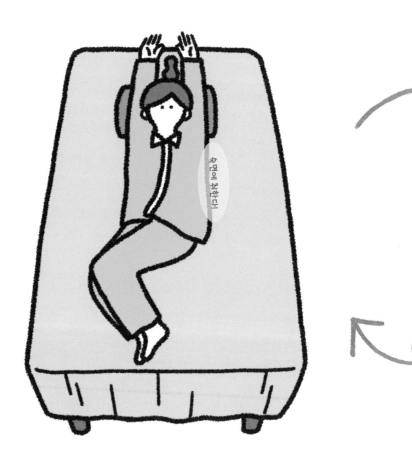

1 똑바로 누워 양팔을 위로 올리고 양 무릎을 세운다. 양 무릎을 붙인 채 천천히 옆으로 넘어뜨린 다음 2초 동안 그 자세를 유지한다.

스트레칭 포인트

다리를 옆으로 넘어뜨릴 때 천천히 숨을 들이마시도록 한다. 무릎
과 반대 방향으로 고개를 돌리면 스트레칭의 효과가 훨씬 커진다.
허리를 완전히 젖히지 말고 양어깨가 바닥에서 떨어지지 않도록
주의한다.

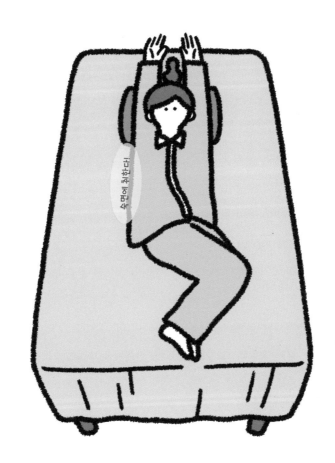

2 이번에는 무릎을 반대쪽으로 넘어뜨린다. 1번과 2번 동작을 반복한다.

아픈 몸을 건강하게! ― 증상별 스트레칭

02

몸이 차가워서 괴롭다면?

운동 부족이 가장 큰 원인

냉증은 혈액 순환이 나빠진 탓에 몸 구석구석까지 따뜻한 혈액이 공급되지 않아 혈관이 수축하고 손발 등이 차가워진 상태를 말한다. 계절과 관계없이 나타나며, 여성의 약 80퍼센트, 남성의 약 40퍼센트가 냉증으로 고생한다.

여러 가지 원인이 있지만 가장 큰 원인은 운동 부족이다. 운동량이 줄면 신진대사율이 떨어져 혈액 순환이 나빠진다. 여성은 남성보다 근육량이 적기 때문에 체내에서 열을 생산하기 어려워 상대적으로 몸이 차가워지기 쉽다.

음식도 냉증을 유발하는 원인 중 하나다. 차거나 단 음식을 과다하게 섭취하거나 비타민과 미네랄 등의 영양소가 부족한 음식을 먹으면 몸이 차가워질 수 있다.

어떻게 해결해야 할까?

① 혈액 순환을 촉진시키는 전신 운동을 한다

냉증을 개선하는 가장 빠른 방법은 몸을 움직여 혈액 순환을 촉진시키는 것이다. 다음 페이지에 나오는 '견상 자세 취하기'는 제2의 심장인 '종아리 근육'을 활성화시키고 전신의 혈액 순환을 촉진시키며 넓적다리 뒤쪽 근육의 유연성을 높여준다.

② 너무 찬 음식은 피한다

찬 음식은 되도록 먹지 않는 습관을 들이자. 냉장고에 넣어둔 찬 음료나 단 음식을 좋아하는 사람은 특히 주의해야 한다. 몸을 따뜻하게 해주는 뿌리채소나 생강을 먹는 것도 도움되지만 균형 잡힌 식사를 하는 것이 무엇보다 중요하다. 어떤 음식이든 지나치게 먹지 않도록 주의하자.

냉증을 완화한다!

레벨 ★★★★★ 목표 10회 × 2세트

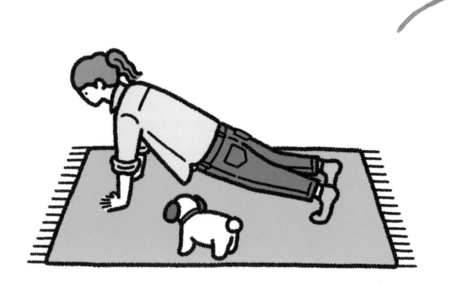

1 양손을 바닥에 대고 팔 굽혀 펴기 자세를 취한다. 다리는 어깨너비보다 넓게 벌린다.

스트레칭 포인트

엉덩이는 최대한 높이 든다. 양발의 뒤꿈치를 바닥에 대려고 노력한다. 1번 동작이 어려운 사람은 바닥에 무릎을 대고 엎드린 자세에서 시작한다.

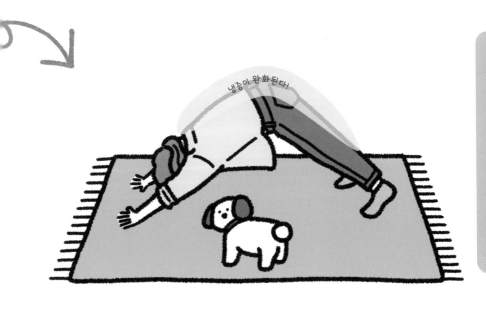

냉증이 완화된다!

2 엉덩이를 높이 들고 2초 동안 그 자세를 유지하다가 천천히 엉덩이를 내린다. 1번과 2번 동작을 반복한다.

03

새우등을 고치고 싶다면?

현대인의 대다수가 새우등 체형

새우등은 '현대병'이라고 불릴 만큼 많은 사람이 겪고 있는 증상이다. 오래 앉아서 일하고 스마트폰 사용이 잦은 현대인들은 등을 구부리거나 고개를 아래로 숙일 때가 많기 때문이다. 새우등의 주된 원인은 몸 앞뒤 근육의 균형이 깨진 것에 있으므로 스트레칭으로 몸의 균형을 바로잡는 것이 중요하다.

새우등이 개선되면 자세가 좋아질 뿐만 아니라 가슴을 펴고 다닐 수 있어 평소보다 많은 산소를 들이마실 수 있게 된다. 산소 섭취량이 증가하면 뇌에도 신선한 산소가 충분히 공급돼 우울한 기분을 떨쳐버릴 수 있다.

어떻게 해결해야 할까?

① 가슴을 펴주는 자세 교정 스트레칭을 실시한다

새우등 체형을 가진 사람은 하루에 한 번도 가슴을 펴지 않는 경우가 많다. 다음 페이지에 나오는 '몸을 T자로 만들기'는 새우등 개선에 도움이 되는 스트레칭으로 누구나 쉽게 따라 할 수 있다. 가슴을 펴는 동작만으로도 새우등 체형이 개선되고 자세도 눈에 띄게 좋아진다.

---

② 컴퓨터나 스마트폰을 사용할 때는 의식적으로 시선을 정면에 둔다

늘 새우등을 의식하면서 등을 곧게 펴는 것이 꼭 좋은 건 아니다. 잘못된 자세를 익힐 위험도 있고 의식적으로 바른 자세를 유지하기도 힘들기 때문이다. 컴퓨터나 스마트폰을 사용할 때만이라도 시선은 정면을 향하고 적당한 휴식을 취하면서 틈틈이 '몸을 T자로 만들기'를 실천해보자.

새우등을 교정한다!

레벨 ★★★★☆　목표 10회 × 2세트

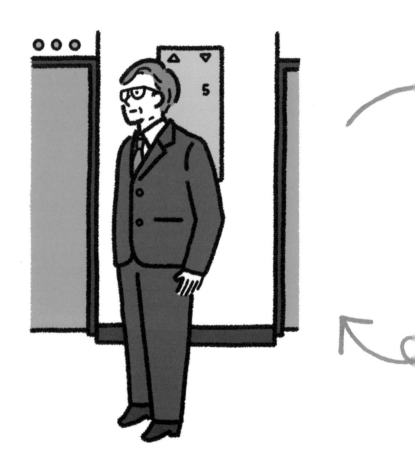

1 똑바로 서서 시선은 정면을 향한다.

스트레칭 포인트

숨을 들이마시면서 몸을 T자로 만든다. 허리를 뒤로 젖히지 말고
가슴을 활짝 편다는 느낌으로 양팔을 수평으로 벌린다.

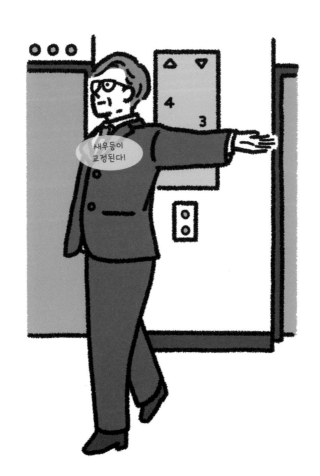

2 한쪽 다리를 일보 앞으로 내밀면서 양팔을 크게 벌려 가슴을 편 다음
2초 동안 그 자세를 유지한다. 이때 손바닥은 위로 향하게 한다. 1번
과 2번 동작을 반복한다.

04

O자형 다리를
고치고 싶다면?

무릎이 아프기 전에 교정한다

O자형 다리를 다른 말로 하면 '안짱다리'다. 외관상 보기에 안 좋을 뿐만 아니라 하체가 잘 붓고 냉해지기 쉽다. 심하면 '변형성 무릎관절증'으로 발전할 수 있으니 되도록 빨리 교정해야 한다. 평소 운동을 잘 하지 않거나 다리를 꼬고 앉는 습관이 있다면 다리 안쪽과 바깥쪽 근육이 약해져 O자형 다리가 되기 쉬우니 특별히 주의해야 한다.

가장 먼저 해야 할 일은 사용하지 않는 근육을 움직여주는 것이다. 다음에 따라 해볼 스트레칭은 다리 안쪽과 바깥쪽 근육을 동시에 자극해 활성화시키고 근육의 불균형을 바로 잡아준다.

어떻게 해결해야 할까?

① 다리 안쪽과 바깥쪽 근육의 불균형을 바로잡는다

O자형 다리인 사람은 다리 내·외측 근육의 균형이 깨진 상태라고 할 수 있다. 오랜 시간에 걸쳐 변형된 것이므로 무리하지 말고 다음 스트레칭 동작을 천천히 익히도록 한다. 올바른 동작을 익힐 때까지는 거울을 보면서 스트레칭하기를 추천한다.

② 다리를 꼬고 앉거나 불편한 신발은 피한다

다리를 꼬고 앉는 습관은 다리의 균형을 무너뜨리는 원인이 된다. 또한 발에 맞지 않거나 불편한 신발을 신고 다니다 보면 무지외반증이 생기기 쉽고 O자형 다리가 될 위험도 높아진다.

O자형 다리를 교정한다!

레벨 ★★★★☆ 목표 좌우 10회 × 2세트

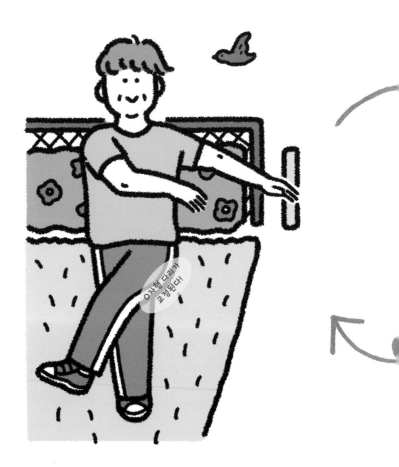

O자형 다리가
교정된다!

1 한쪽 다리를 바닥에 댄 상태로 반대쪽 다리를 천천히 몸 안쪽(옆으로 곧게)으로 뻗는다. 양팔을 다리와 반대 방향으로 뻗으면 동작이 수월해진다.

한쪽 다리만 하면 역효과가 날 가능성이 있으니 반드시 좌우 다리를 똑같이 움직여주기 바란다. 몸은 곧게 펴도록 한다.

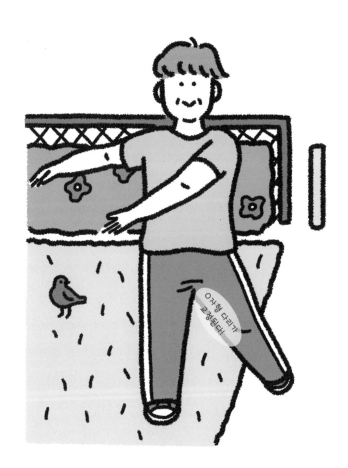

2 이번에는 다리를 몸 바깥쪽(옆으로 곧게)으로 뻗는다. 1번과 2번 동작을 1~2초 동안 리듬감 있게 반복한다.

05

X자형 다리를
고치고 싶다면?

X자형 다리를 만드는 다양한 요인

X자형 다리는 무릎 관절이 바깥쪽으로 휜 상태를 말한다. 이 증상은 앉거나 걸을 때 자세가 나쁘거나 잘못된 운동으로 다리 근력에 불균형이 생겼을 때 발생하며, 특히 여성에게 흔히 나타나는 증상 중 하나다.

X자형 다리인 사람은 고관절이 내선돼 있기 때문에 보통 넓적다리 안쪽 근육이 경직돼 있는 경우가 많다. 그래서 넓적다리 안쪽 근육인 '내전근(모음근)'과 엉덩이 근육인 '대둔근'을 단련해주는 스트레칭을 하는 것이 가장 효과적이다. 골반 뒤틀림을 개선하고 예쁜 다리를 만드는 데도 도움이 된다.

어떻게 해결해야 할까?

① 고관절 근육을 활성화시킨다

X자형 다리가 되는 원인 중 하나는 고관절 근육이 약해져서다. 다음 페이지에 나오는 '기마 자세 취하기'는 기마 자세에서 다리를 옆으로 들어 올렸다 내리는 스트레칭이다. 고관절 근육을 늘리면서 강화시키는 스트레칭이기 때문에 X자형 다리를 개선하는 데 매우 효과적이다.

---

② 다리를 꼬고 앉거나 불편한 신발은 피한다

주의해야 할 점은 앞서 말한 O자형 다리와 같다. 다리를 꼬고 앉거나 불편한 신발을 신는 건 삼가는 것이 좋다. 특히 앞이 뾰족하고 굽이 높은 신발은 피하도록 한다.

X자형 다리를 교정한다!

레벨 ★★★★★ 목표 **10회** × **2세트**

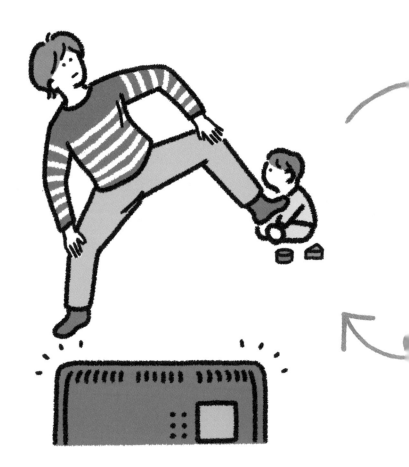

1 다리를 넓게 벌리고 양손을 무릎 위에 올린다. 한쪽 다리에 체중을 싣고 반대쪽 다리를 들어 올린다.

스트레칭 포인트

등은 곧게 편다. 발끝과 무릎은 45도 정도 바깥쪽을 향하게 한
다. 동작을 수행하기 어려울 때는 무리하지 말고 가능한 범위 내
에서 실시하도록 한다.

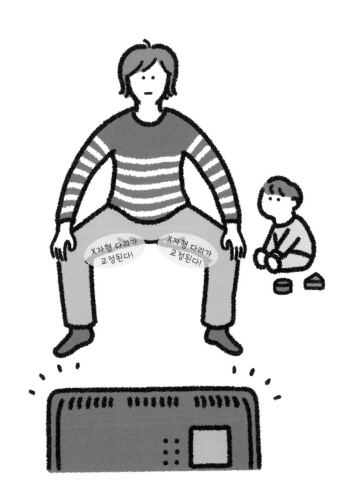

2 들어 올린 다리를 내린 다음 다리를 다시 넓게 벌리고 의자에 앉듯이
무릎을 구부린다. 넓적다리 안쪽이 펴지는 것을 느끼면 된다. 반대쪽
다리도 같은 방법으로 실시한다. 1번과 2번 동작을 반복한다.

06

무릎이 자주 아프다면?

무릎이 아플 때 해서는 안 되는 것

무릎 통증을 일으키는 원인 중 하나는 무릎에 과도한 부담을 주는 운동이다. 하지만 운동이 부족해도 무릎 통증이 생길 수 있다. 운동 부족으로 인해 무릎 주변 근육인 '대퇴사두근'과 '햄스트링'이 약해지면서 무릎에 과도하게 힘이 가해져 통증이 유발되는 것이다.

무릎 주변 근육을 단련하면 무릎 통증에서 벗어날 수 있을 것이라고 오해하기 쉬운데, 갑자기 과도한 근육 트레이닝이나 달리기 등의 운동을 하는 건 오히려 무릎에 해를 끼친다. 그러므로 일단은 가벼운 스트레칭부터 시작해보는 것을 권한다. 무릎에 통증이 생기는 원인은 다양하므로 통증이 심하다면 전문의와 상담해보길 바란다.

어떻게 해결해야 할까?

① 무릎에 부담이 적은 스트레칭을 한다

다음 페이지에 나오는 '무릎 굽혀 펴기'는 무릎에 가해지는 부담이 적고 안전한 스트레칭이다. 이 스트레칭을 하면 무릎의 위치를 쉽게 알 수 있을 뿐만 아니라 무릎의 올바른 사용법을 익힐 수 있어 걷거나 달릴 때도 무릎을 안전하게 사용할 수 있게 된다.

② 너무 오래 앉아 있지 않는다

사무직 직장인들은 장시간 앉아서 일하는 경우가 많은데, 오랜 시간 같은 자세로 일하다 보면 무릎 주위의 근육을 사용하지 않게 된다. 그러면 근육이 경직돼 통증이 생길 수 있으므로 의식적으로 시간을 내어 자리에서 일어나는 습관을 들이는 것이 좋다. 가능하다면 여유 시간을 활용해 '무릎 굽혀 펴기'를 실천해보기 바란다.

무릎 통증을 개선한다!

레벨 ★★★★☆   목표 10회 × 2세트

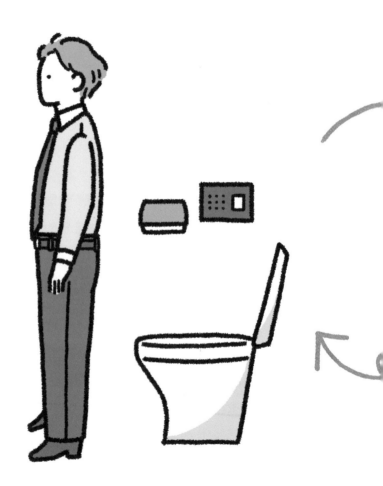

1 똑바로 서서 다리를 어깨너비로 벌린다.

스트레칭 포인트

무릎이 발끝보다 앞으로 나가지 않도록 주의한다. 엉덩이는 뒤로 확실히 뺀다.

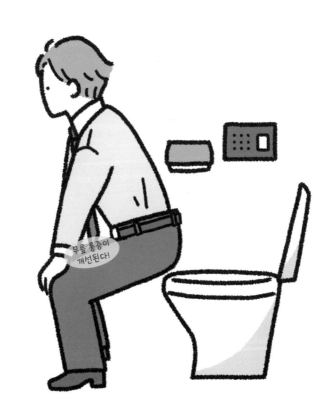

2 양손을 무릎 위에 올려놓고 천천히 무릎을 구부린 다음 2초 동안 그 자세를 유지한다. 이때 무릎과 발끝은 같은 방향을 향하게 한다. 무릎을 굽혔다 펴는 동작을 반복한다.

07

아침에 상쾌하게 일어나고 싶다면?

아침에 일어나면 몸이 뻣뻣하다

일어나서도 좀처럼 이불 밖으로 나오지 못하거나 잠을 깨는 데 시간이 다소 걸린다면 '수면 부족'이 원인일 수도 있다. 보통 하루 최소 7시간 이상 자는 것이 좋다고 알려져 있다. 성인의 경우 렘수면과 비렘수면이 자는 동안 4~6회 반복되는데, 그 주기가 90분 정도이므로 아침에 상쾌하게 일어나고 싶다면 90분 배수로 잠을 자는 것이 좋다. 계산하면 이상적인 수면 시간은 7시간 30분 정도다.

하지만 개인마다 적정 수면 시간이 다르기 때문에 자신이 푹 잤다고 느끼는 적정 수면 시간을 찾는 것이 먼저다. 또 근육은 잠을 잘 때 발달하므로 평소 많이 움직이거나 운동을 하는 사람은 수면 시간을 충분히 확보하도록 하자.

어떻게 해결해야 할까?

① 일어나자마자 '가슴 펴기'를 한다

잠을 깨우기 위해서는 산소를 충분히 들이마시고 전신을 움직여주는 것이 좋다. 그러면 두뇌 활동이 활발해지고 몸도 개운해진다. 다음 페이지에서 소개하는 '가슴 펴기'를 아침마다 실천하는 습관을 들여보자.

② 수면 시간을 충분히 갖는다

일반적으로 적정 수면 시간은 7시간 30분 정도다. 하지만 수면에 필요한 시간은 사람마다 다르기 때문에 자신이 푹 잤다고 느끼는 시간을 알아내어 매일 충분한 수면을 취하도록 노력하는 것이 중요하다.

아침 피로가 싹 가신다!

레벨 ★★★☆☆ 목표 **좌우 10회 × 2세트**

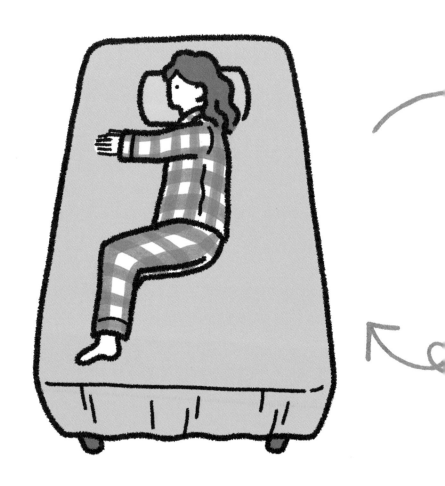

1 옆으로 누워 고관절, 무릎 관절, 어깨 관절을 각각 90도로 구부린다.

스트레칭 포인트

숨을 들이마시면서 몸을 비튼다. 양 무릎을 붙인 채 손끝을 보면서
팔을 벌린다. 몸이 이완되면서 호흡이 한결 편해질 것이다.

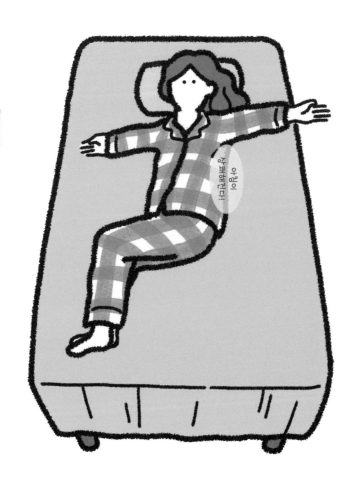

2 반원을 그리듯이 한쪽 팔을 벌려 가슴을 펴고 2초 동안 그 자세를
유지한다. 팔을 벌렸다 모으는 동작을 좌우 똑같이 반복한다.

08

짜증이 난다면?

뇌에 산소를 충분히 공급해줄 것

혈액 순환이 나쁘거나 뇌에 산소가 제대로 공급되지 않으면 의욕이 저하되고 우울감에 빠지기 쉽다. 이럴 때 어떻게 하면 좋을까?

몸을 움직였더니 우울한 마음이 싹 가시는 경험이 혹시 있는가? 실제로 몸을 움직이면 뇌에 충분한 산소가 공급되고 혈액 순환이 원활해져 기분이 좋아진다. 집안일을 하거나 직장에서 일하다가 마음이 답답해졌을 때, 억지로 기분을 전환시키기 어려울 때는 '나는 뭘 해도 안 된다'는 생각은 버리고 일단 가볍게 움직여보기 바란다.

어떻게 해결해야 할까?

① 산소를 공급하고 혈액 순환을 촉진시키는 스트레칭을 한다

옆구리를 늘려주는 스트레칭인 '초승달 자세 취하기'를 하면 몸에 충분한 산소가 공급되고 옆구리 주변 근육이 이완돼 혈액 순환이 촉진된다. 짧은 시간에 확실한 효과를 볼 수 있는 스트레칭으로 기분 전환에 도움이 될 것이다.

② 깊게 심호흡을 한다

우울한 사람들은 얕은 호흡을 하는 경우가 많으므로 천천히 깊게 심호흡을 하는 습관을 들여보자. '산소를 온몸 구석구석에 전달하고 있다!'고 상상하면서 심호흡을 하면 효과가 더욱 높아진다.

기분이 좋아진다!

레벨 ★★★★☆　목표 10회 × 2세트

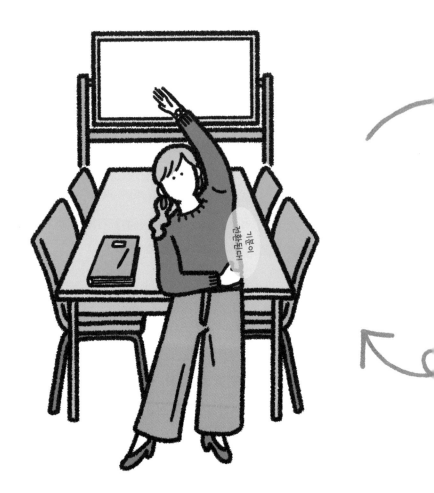

1 똑바로 서서 한쪽 팔을 머리 위로 올린 다음, 상체를 옆으로 기울여 몸통 측면(옆구리)과 겨드랑이 주변을 늘려준다.

106

스트레칭 포인트

숨을 크게 들이마시면서 상체를 옆으로 기울여 초승달 모양을 만든다. 허리가 뒤로 젖혀지지 않도록 주의한다. 좌우를 균형 있게 실시한다. 옆구리 근육을 늘려주면 호흡이 편해지고 기분도 좋아진다.

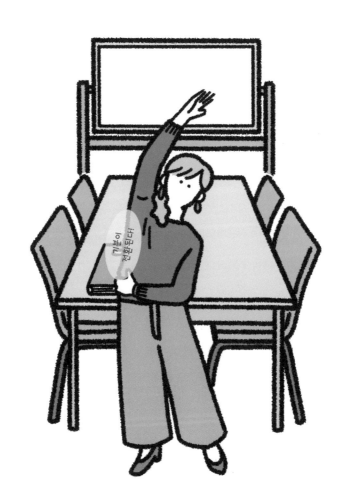

2 들어 올린 팔의 반대쪽 발끝으로 바닥을 터치하면서 체중을 이동시키고 반대쪽도 같은 방법으로 실시한다. 1번과 2번 동작을 반복한다.

09

똥배가 고민이라면?

자세가 나쁘면 내장이 아래로 내려간다

복부 주변 근육이 약해지면 자세가 나빠져 내장이 아래로 내려간다. 동시에 뱃살이 찔 가능성도 높아진다.

변비도 뱃살의 원인이 될 수 있다. 장내 환경이 악화돼 대변이 제대로 배출되지 않고 장기간 몸 안에 머물게 되면 뱃살이 늘어난다.

뱃살을 빼려면 먼저 복부 주변 근육을 강화해 자세를 교정하고 아래로 처진 내장을 원위치로 돌려놔야 한다. 적당한 스트레칭과 함께 식단도 조절하면 복부 근육을 더 빨리 강화할 수 있다.

어떻게 해결해야 할까?

① 몸을 비트는 동작으로 복부 근육을 강화한다

복부 주변 근육을 강화하기 위해서는 올바른 자세로 몸을
비틀어야 한다. 다음에 나올 스트레칭은 복횡근(배가로근)
과 복사근(배빗근)을 주로 사용하는 스트레칭으로, 대장 등
의 내장 기관을 활성화시키고 변비에도 효과적이다.

② 잘못된 식습관을 고친다

식사 시 주의해야 할 점은 크게 두 가지다. 하나는 과식하지
않는 것이다. 배가 부를 때까지 먹는 습관은 버리도록 한다.
다른 하나는 저녁 시간에는 탄수화물 섭취를 줄이는 것이
다. 특히 잠자기 전에는 아무것도 먹지 말아야 한다. 당질은
체내에 쌓이기 쉬우므로 탄수화물을 과다 섭취하지 않도록
주의한다.

똥배가 쏙 빠진다!

레벨 ★★★☆☆ 목표 10회 × 2세트

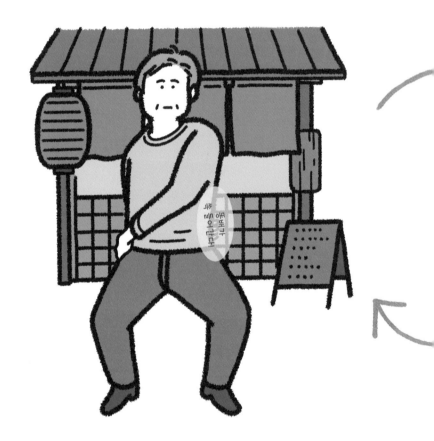

1 똑바로 서서 다리를 어깨너비로 벌린다. 무릎을 구부리면서 양팔로 몸을 감싸며 비튼다. 몸을 비틀 때는 리듬감 있게 무릎을 굽혔다 편다.

어깨 힘을 빼고 시선은 앞을 향한다. 한쪽 팔은 몸통 앞부분을 감싸고 다른 쪽 팔은 몸통 뒷부분을 감싼다.

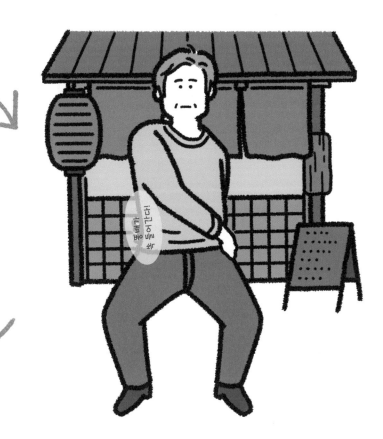

2 반대쪽도 같은 방법으로 실시한다. 1번과 2번 동작을 리듬감 있게 반복한다.

4장에는 사람들이 자주 묻고 궁금해하는 6가지 질문에 대한 답을 적어놓았다. 꾸준히 운동하기 어려운 이유, 자주 넘어지는 원인, 주의해야 할 점, 나이가 들어도 운동 효과가 있을지 등 스트레칭을 할 때 도움이 될 만한 조언을 담아뒀으니 참고하기 바란다.

스트레칭
Q&A

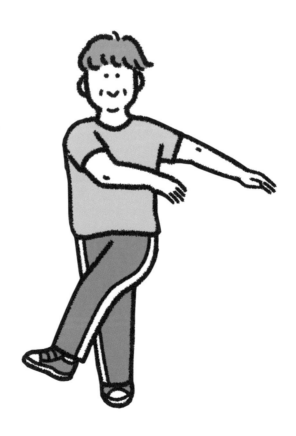

Q1

운동할 시간을
따로 내기가 힘들어요.

일하다가 잠깐 틈이 날 때나 텔레비전을 보면서 운동을 해도 괜찮습니다. 일부러 시간을 내어 운동을 하기보다는 일상생활에서 틈틈이 운동해보세요. 단, 잠자기 직전의 과격한 운동은 수면에 방해가 되므로 피하는 게 좋습니다.

Q2

꾸준히 운동하고 싶은데
마음처럼 잘 안 됩니다.

괜찮아요. 원래 운동은 의식적으로 꾸준히 하기가 어렵습니다. 중요한 건 자신의 몸에 맞는 운동법을 찾아 좋아하는 운동을 하는 것이에요. 이 책에 소개된 스트레칭 중에서 마음에 드는 것을 골라 해보는 것도 좋고 가볍게 걷는 것도 좋습니다. 자신에게 맞는 운동을 꾸준히 하다 보면 운동하는 것이 무척 즐거워질 겁니다. '한 정거장 전에 내려서 집까지 걷기'와 같은 자신만의 규칙을 정해 실천해보는 것도 좋은 방법입니다.

Q3

자주 넘어져요.
이유가 뭘까요?

다리를 들어 올리기 힘들어진 게 원인입니다. 에스컬레이터와 엘리베이터가 보급됨에 따라 고관절 주변 근육을 사용하지 않게 되어 근육이 약해졌을 가능성이 있습니다. 이 책에서 소개하는 '다리 흔들기(36-37페이지)'나 '무릎 끌어안기(72-73페이지)', '무릎 굽혀 펴기(98-99페이지)' 등을 실천해보세요. 또 계단을 적극적으로 이용하는 습관을 길러보세요.

Q4

몸이 결릴 때 마사지를 하면
효과가 있을까요?

충분히 효과가 있습니다. 마사지를 받는 건 물론이고, 몸이 많이 굳어 있는 사람은 셀프 마사지로 자신의 근육을 풀어주기만 해도 혈액 순환이 촉진돼 피로가 풀립니다.

Q5

스트레칭을 할 때
주의해야 할 점이 있나요?

자세와 호흡에 특히 신경을 써야 합니다. 먼저 자세를 개선하기 위해 이 책에 나오는 스트레칭을 짬이 날 때마다 따라 해보세요. 1분 안에 할 수 있는 운동들뿐이니 개운함이 느껴지는 운동만을 골라서 따라 해보는 것도 괜찮습니다. 나이에 따라 개운함을 느끼는 부위가 달라질 수 있으므로 정기적으로 실천해보세요.

호흡도 중요합니다. 사람은 하루에 약 2만 회의 호흡을 합니다. 모든 호흡을 의식하기는 어려우니 하루에 단 10회만이라도 심호흡을 통해 신선한 산소를 몸과 뇌에 공급해주세요.

Q6

올해로 예순이 됐습니다.
이런 저도 운동을 하면 몸이 좋아질까요?

운동 효과는 나이와 상관없이 동일합니다. 실제로 제가 운영하는 스포츠센터에서도 예순이 넘은 분들이 다니며 효과를 느끼고 있습니다. 개인적인 이야기로, 저희 할머니는 아흔이 됐을 때부터 트레이닝을 시작해 몸도 마음도 건강해졌습니다. 어머니도 일흔을 맞이한 무렵부터 자세가 나빠지고 어깨가 심하게 처지기 시작했는데, 여든이 된 지금까지 10년 동안 일주일에 4번 정도 스포츠센터를 다닌 덕분에 말투도 또렷해지고 자세도 좋아졌습니다.

그러니 걱정하지 마세요. 백 살이 돼도 스트레칭만 잘하면 건강을 되찾을 수 있습니다. 이 책에 나오는 스트레칭만 잘 따라 해도 효과를 금세 느낄 수 있을 테니 꼭 한번 따라 해보세요.

건강을 위한 스트레칭,

지금이라도
늦지 않았습니다

오래도록 젊음을 유지하는 비결은 사실 별거 없다. 몸을 계속 움직이면 된다. 나이를 먹으면 기초 대사량이 감소하는데, 식사량은 줄이지 않고 운동량만 줄이는 경우가 대부분이다. 그러면 몸을 마음대로 움직이기 어려울 뿐만 아니라 살이 찌고 당뇨병이나 통풍에 걸릴 수도 있다. 또한 심장병이나 뇌질환이 발생할 위험도 높아진다.

퍼스널 트레이너로 29년간 일하며 가장 많이 받는 질문 중 하나가 "어떤 운동을 하면 좋을까요?"다. 헬스장에 다니기는 힘들고 한 자세를 오래 유지하는 스트레칭은 몸이 굳어서 잘 되지 않는다는 사람이 많은 것도 사실이다. 이 책에서 소개하는 동적 스트레칭은 일상생활에서 간단히 할 수 있는 스트레칭으로 자주 따라 하다 보면 운동 부족이 해소되고 자세가 좋아지며 일상생활 동작이 수월해지는 효과를 기대할 수 있다.

무엇보다 관절을 움직이면서 스트레칭을 하기 때문에 리듬감 있게 운동을 할 수 있고 근육 트레이닝의 효과도 볼 수 있다. 운동을 시작하려는 사람들에게 안성맞춤인 운동이라고 할 수 있다. **실제로**

내가 운영하는 스포츠센터에서는 일반인부터 초등학생, 고령자, 운동선수에 이르기까지 각자의 운동 능력에 맞는 동적 스트레칭을 처방하고 있다.

일단 신경 쓰이는 신체 부위나 증상에 맞는 동적 스트레칭부터 시작해보자. 하루 1분이면 충분하다! 이 책을 통해 운동이 즐거워지고 몸이 변하고 다른 운동도 해보고 싶다는 마음이 생긴다면 더없이 기쁠 것 같다.

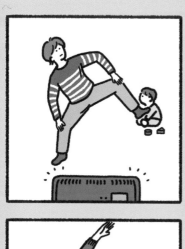
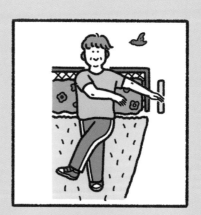
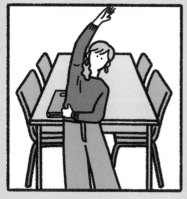
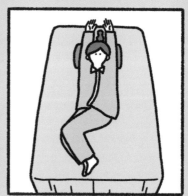
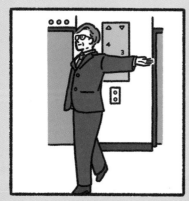
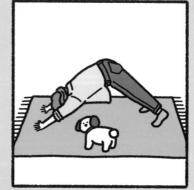

근육은 탄탄하게, 몸은 유연하게, 일상은 활기차게!

하루 1분 초간단 스트레칭

초판 1쇄 발행 2020년 10월 14일
초판 3쇄 발행 2021년 4월 30일

지은이 사와키 가즈타카
옮긴이 최말숙

펴낸이 민혜영
펴낸곳 (주)카시오페아 출판사
주소 서울시 마포구 월드컵로14길 56, 2층
전화 02-303-5580 | **팩스** 02-2179-8768
홈페이지 www.cassiopeiabook.com | **전자우편** editor@cassiopeiabook.com
출판등록 2012년 12월 27일 제2014-000277호
책임편집 진다영
편집 최유진, 위유나, 진다영 | **디자인** 고광표, 최예슬 | **마케팅** 허경아, 김철, 홍수연

ISBN 979-11-90776-22-6 03510

이 도서의 국립중앙도서관 출판예정도서목록(CIP)은 서지정보유통지원시스템(http://seoji.nl.go.kr)과
국가자료종합목록구축시스템(http://kolis-net.nl.go.kr)에서 이용하실 수 있습니다.
CIP 제어번호 : CIP 2020038811

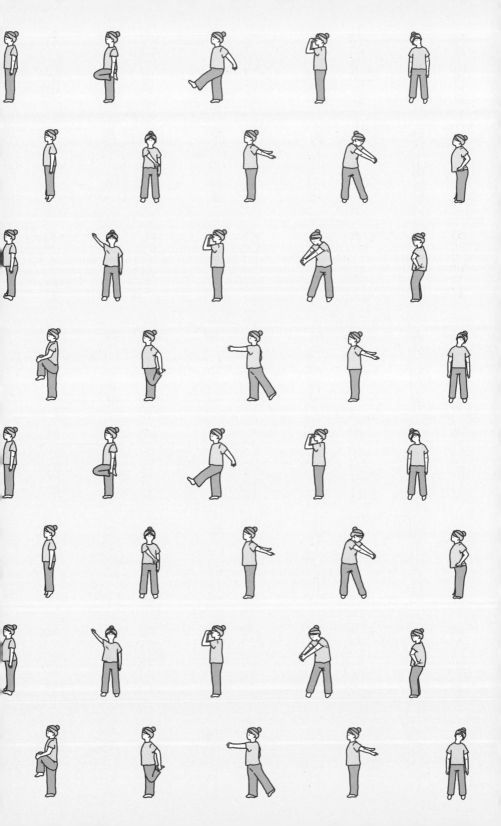

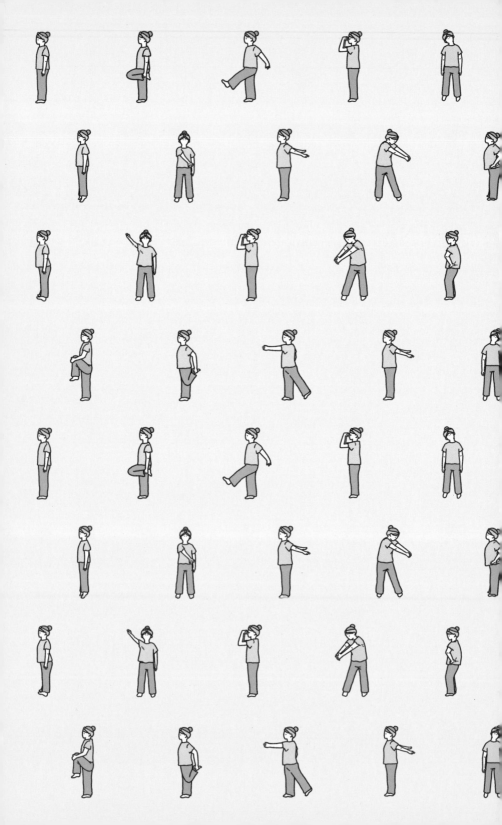